CONTRIBUTION A L'ÉTUDE

DE

LA GLYCOSURIE

CHEZ LES PALUDÉENS

PAR GIUSTINIANI

DOCTEUR EN MÉDECINE

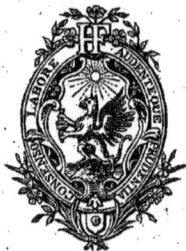

MONTPELLIER

IMPRIMERIE CENTRALE DU MIDI

(Hamelin Frères)

—

1882

CONTRIBUTION A L'ÉTUDE

DE

LA GLYCOSURIE

CHEZ LES PALUDÉENS

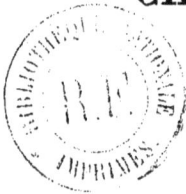

PAR GIUSTINIANI

DOCTEUR EN MÉDECINE

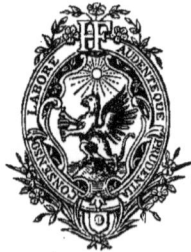

MONTPELLIER
IMPRIMERIE CENTRALE DU MIDI
(HAMELIN FRÈRES)

—

1882

A MON PÈRE

A MA MÈRE

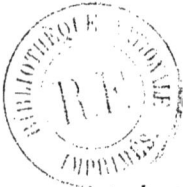

A LA MÉMOIRE DE MA SŒUR BIEN-AIMÉE

A MES ONCLES

A MON ONCLE

BONAVENTURE CASABIANCA

A MES FRÈRE ET SŒURS

A. GIUSTINIANI

A MON PRÉSIDENT DE THÈSE

M· LE PROFESSEUR ENGEL

A MON CHER MAITRÉ

M. LE DOCTEUR MOSSÉ

Professeur agrégé à la Faculté de médecine de Montpellier

A MES MAITRES DE MONTPELLIER

M. COMBAL

Professeur de clinique médicale

M. PÉCHOLIER

Professeur agrégé

A M. HAMELIN

Professeur agrégé

A MES PREMIERS MAITRES·

MM. GRANCHER ET DAMASCHINO

Professeurs agrégés à la Faculté de médecine de Paris,
Médecins des hôpitaux

A. GIUSTINIANI

2

INTRODUCTION

L'année dernière, M. le professeur Verneuil portait à la tribune de de l'Académie de médecine une question du plus haut intérêt : celle de la glycosurie d'origine paludéenne.

Après s'être prononcé pour son existence, il faisait appel à l'observation de tous ceux qui exercent dans les contrées maremmatiques, pour résoudre ce problème déjà ancien, mais posé par lui avec plus de netteté, et rendu nouveau par l'autorité qui s'attache à son nom.

Cet appel ne devait pas rester longtemps sans écho, et, le 20 décembre, M. Mossé, professeur agrégé de cette Faculté, dans une communication adressée à la Société de médecine et de chirurgie pratiques de Montpellier, annonçait qu'il avait entrepris une série de recherches sur les urines des paludéens, au laboratoire de la clinique médicale de l'hôpital Saint-Eloi, et que les résultats déjà obtenus, mais encore peu nombreux, ne semblaient pas devoir confirmer l'opinion du professeur de Paris. A la suite de notre maître et ami, nous sommes entré dans cette voie ; nous avons recueilli, dans le même hôpital, un certain nombre d'observations de paludiques, dont nous avons analysé avec soin les urines, dans le but d'y rechercher l'existence du glucose.

Les résultats que nous avons obtenus ne confirment pas davantage l'existence de la glycosurie d'origine paludéenne.

Notre but primitif était de faire une simple statistique ; mais nous avons été frappé des divergences si nombreuses existant sur une question très-simple en apparence.

Ce qui nous a frappé encore davantage, c'est le grand nombre d'hommes éminents qui défendent ou combattent cette opinion. Nous avons alors songé à nous demander les causes de cette divergence.

Exposer l'état de cette question depuis son origine, joindre notre contingent de faits à ceux qui sont déjà connus sur ce sujet, expliquer, au point de vue pathogénique, l'apparition du sucre dans quelques cas cités à l'appui de la glycosurie d'origine paludéenne, tel est le but de ce travail.

Qu'il nous soit permis d'adresser nos remerciements à MM. les professeurs de clinique interne Combal et Pécholier, ainsi qu'à M. Castex, médecin principal, pour la bienveillance qu'ils nous ont toujours témoignée.

Que notre jeune et savant maître, M. Mossé, reçoive ici l'hommage de notre estime pour ses talents, et de notre reconnaissance pour les conseils qu'il nous a prodigués pendant cinq ans, à Paris aussi bien qu'à Montpellier.

CONTRIBUTION A L'ÉTUDE

DE

LA GLYCOSURIE

CHEZ LES PALUDÉENS

HISTORIQUE

Il faut remonter bien haut dans l'histoire de la médecine pour trouver l'origine des rapports soupçonnés entre la glycosurie et l'impaludisme.

Dès le XVIIe siècle, Sydenham écrivait dans ses *Œuvres de médecine pratique :* « Il arrive quelquefois, quoique fort rarement, que les vieillards qui ont eu longtemps les fièvres intermittentes, et qui ont été saignés et purgés mal à propos, sont attaqués de diabète ou de flux immodéré d'urine, lors même qu'il ne reste plus du tout de fièvre : cela vient de ce que le sang, étant trop appauvri, ne saurait s'assimiler les sucs qu'il reçoit, d'où il arrive qu'ils sortent par les voies urinaires encore tous crus et mal digérés. La grande quantité d'urine que les malades rendent épuise insensiblement leurs forces, et anéantit pour ainsi dire toute leur substance. » Voilà ce que pensait Sydenham, il y a plus de deux cents ans.

Cette question de la glycosurie d'origine paludéenne reste endormie pendant deux siècles, et il faut arriver à l'année 1840 pour la voir apparaître sous la plume de Corneliani. Dans un petit travail : *Opusculo sul diabete*, cet auteur signale l'intoxication paludéenne comme une des causes du diabète.

Prout, en 1848, émet une opinion analogue : « Parmi les causes excitantes internes des troubles de la saccharification, la plus fertile en mal-assimilation en général, et en particulier en mal-assimilation du sucre, est la *malaria*. Je ne veux pas affirmer par là que le diabète est une maladie paludique, quoique j'aie vu beaucoup de cas de diabète provenant des districts palustres. Au contraire, dans ces cas, je suppose qu'il existait une prédisposition, et que la malaria, comme le froid et l'humidité, ou peut-être en combinaison avec le froid et l'humidité, ne fut qu'incidemment la cause excitante. Bien qu'on ne puisse dire que le diabète est une affection palustre, une très-grande partie des maladies naissant de la mal-assimilation du principe sucré peut être attribuée à juste titre à la malaria. »

C'est en 1859 que la question entre dans une phase nouvelle. Un mouvement simultané se produit en France et en Allemagne, et dans les deux pays, nous devons le dire, la question est résolue par l'affirmative.

Griesinger, professeur de l'Université de Berlin, publie dans les *Archiv der Heilkunde* une étude classique sur le diabète, et, sur « 225 cas de cette affection, il trouve 11 fois une glycosurie définitive, chronique, consécutive à des fièvres intermittentes ou à la cachexie palustre. »

C'est à cette époque que Burdel adressait à l'Académie des sciences son mémoire sur la glycosurie chez les paludéens. C'était le fruit de longues études et de méditations profondes. Voilà comment ce praticien avait été amené à faire ce travail : de la petite localité où il exerçait, il suivait attentivement les travaux de physiologie moderne, notamment ceux de Claude Bernard, et cherchait à mettre en évidence, sur des maladies, les idées de ce dernier touchant l'influence du système cérébro-spinal sur les accès fébriles. « Il ne voyait dans la fièvre intermittente qu'une névrose spécifique, une perturbation violente de l'action cérébro-spinale, et il supposait que la fonction glycogénique, régie elle-même par le système nerveux, devait être à son tour excitée, troublée et pervertie. »

Il fut bien servi par le hasard, car, à cette époque, un enfant tombait sous ses yeux, atteint de convulsions d'origine paludéenne, portant avec lui tous les signes de la cachexie palustre et énonçant un symptôme qui concordait avec ses idées, relativement à l'action du système nerveux sur la fonction glycogénique. L'enfant disait, en effet, qu'il avait la salive sucrée: le sucre fut révélé, du reste, par l'examen des urines. Telle fut l'origine des nombreuses recherches de M. Burdel, qui lui permirent de poser les conclusions suivantes :

« 1° Il existe dans les fièvres paludéennes un véritable diabète ou glycosurie.

» 2° Cette glycosurie n'est qu'éphémère, c'est-à-dire qu'étant l'expression des troubles survenus pendant la fièvre dans l'organisme, elle persiste autant qu'elle et diparaît avec.

» 3° La glycosurie de la fièvre paludéenne révèle bien le trouble profond et spécial qui frappe l'équilibre existant entre le système cérébro-spinal et le système sympathique.

» 4° Cette explication, donnée par Claude Bernard, se trouve confirmée par les faits.

» 5° Plus l'accès est violent, plus les frissons sont intenses, plus aussi la quantité de sucre est considérable.

» 6° Plus, au contraire, les accès ont été nombreux, plus les accès ont perdu de leur force, plus en un mot la cachexie palustre s'établit, moins la quantité de sucre est élevée. »

En somme, d'après M. Burdel, l'impaludation n'est pas une intoxication proprement dite : le paludisme est le résultat d'une perturbation du centre nerveux cérébro-spinal et du système sympathique, perturbation produite par un fluide tellurique.

C'est, en un mot, une confirmation de la théorie de Claude Bernard, touchant la glycosurie produite par la piqûre du plancher du quatrième ventricule.

La glycosurie, dit Burdel, est produite par le foie, obéissant au plexus qui l'innerve ; ce plexus reçoit lui-même les ordres du système ganglionnaire, qui est en rapport avec le système cérébro-spinal.

Un fluide tellurique impressionnant le cerveau ou la moelle, ayant un retentissement sur le système ganglionnaire qui avoisine le foie et lui communique l'impression par le plexus qui l'innerve: tel est le mécanisme physiologique de la glycosurie.

Burdel en donne la preuve par le rapprochement qu'il fait entre la glycosurie paludéenne et celle qui se produisit consécutivement à la chute sur le cou d'un homme qui fut atteint de paraplégie. Il fonde, en outre, son affirmation sur la coexistence, chez les enfants, de la fièvre, du sucre et des convulsions qui se rencontrent souvent chez eux au commencement des accès fébriles.

L'ensemble du grand sympathique est frappé par l'influence tellurique ; mais, souvent aussi, les plexus nerveux ne subissent pas tous au même degré l'action perturbatrice: tantôt c'est le plexus splénique, tantôt le plexus hépatique, qui est frappé; quelquefois tous les deux le sont à la fois.

Nous ne nous arrêterons pas à décrire tous les phénomènes qui, d'après Burdel, accompagnent la glycosurie ; nous craindrions d'être entraîné trop loin de notre sujet en signalant certains phénomènes, tels que la quantité plus considérable de sucre, lorsque la douleur a pour siège l'hypochondre droit, que lorsqu'elle affecte la région splénique, etc. Telles sont les idées qui ont donné naissance aux recherches de M. Burdel et les raisons sur lesquelles il a édifié sa théorie.

La communication de M. Burdel ne tarda pas à rencontrer des contradicteurs L'un d'eux se signala par l'ardeur avec laquelle il combattit ses idées : ce fut Gigon (d'Angoulême). Ce médecin attaque la théorie de Burdel jusque dans sa base. Il n'admet pas que les maladies ayant un rapport plus ou moins direct avec le système nerveux, telles que l'hystérie, l'hépilepsie, la chorée, les accès de fièvres intermittentes, puissent être des causes productives de la glycosurie ou du diabète. Il déclare avoir observé, à l'hôpital d'Angoulême, des hommes atteints de paralysie, des jeunes filles atteintes de chorée, d'épilepsie, et avoir vainement recherché le sucre dans leurs urines.

Celles des paludéens, en particulier, ont été l'objet des recherches les plus sérieuses ; sur un grand nombre de soldats, atteints de fièvres intermittentes, récidivés, venant des garnisons de Saintonge, de la Rochelle, les urines recueillies avant, pendant et après l'accès, ont été examinées par ce médecin, et les résultats ont toujours été négatifs.

La réponse de M. Burdel ne se fit pas attendre ; il s'appuie de plus en plus sur la théorie de Claude Bernard ; il apporte de nouveaux faits observés pendant l'année 1871, qui fut très-fièvreuse, et publie la statistique suivante :

Il trouve :

Sur 134 atteints de fièvre quotidienne, 29 fois de la glycosurie.

Sur 122 atteints de fièvre tierce, 17 —

Sur 76 atteints de fièvres quarte 11 —

Sur 40 atteints de cachexie palustre très-prononcée, 32 fois.

Enfin sur 11, atteints de fièvre pernicieuse, 3 fois seulement.

En 1875, M. Bouchardat signale dans son *Traité de la glycosurie* les fièvres intermittentes comme une des causes de cette maladie ; mais il semble n'y attacher que peu d'importance.

En 1876, le docteur Cantani écrit un livre sur le diabète, et ne parle de la fièvre intermittente que pour lui faire jouer, dans cette maladie, le rôle d'élément débilitant.

M. Seegen, professeur à l'Université de Vienne et médecin traitant à Carlsbad, est un des rares observateurs qui ont recueilli quelques observations. Il en publie cinq, dont M. Verneuil s'est emparé pour les faire servir à l'appui de son opinion. La dernière surtout lui semble concluante ; non-seulement le paludisme précède le diabète, mais le glucose apparaît dans les urines les jours d'accès, disparaît dans les intervalles. De plus, il semble céder, comme la fièvre, au sulfate de quinine.

Pour M. Lecorché, il y a une glycosurie paludéenne, mais sa pathogénie diffère de celle qu'a indiquée M. Burdel.

« Pour cette glycosurie comme pour toutes les autres, nous croyons à une combustion incomplète du sucre. Cette combustion incomplèet serait la conséquence des combustions exagérées des substances quater-

3

naires et, par suite, de la formation en excès de l'urée et de l'acide urique que provoque la fièvre. »

De ce résumé historique il résulte que déjà, depuis longtemps, on a signalé la glycosurie et l'impaludisme comme ayant des relations plus ou moins fréquentes.

C'est à M. Verneuil que revient l'honneur d'avoir élargi le débat, en conviant, avec sa parole autorisée, tous les observateurs à apporter des faits qui permettent de juger définitivement la question.

« Rechercher quelle influence les deux éléments associés peuvent avoir l'un sur l'autre : si le paludisme est plus ou moins grave chez les diabétiques, et le diabète plus ou moins grave chez les paludéens, enfin comment se comporteraient les affections intercurrentes traumatiques ou autres chez les sujets atteints des deux maladies générales » : telles sont les règles que s'est posées le professeur de Paris, et qu'il a conseillé de suivre à ceux qui veulent concourir à la solution du problème. Quant à lui, il apporte six observations que nous allons essayer de résumer.

OBSERVATION Ire. — La première observation a pour objet un homme, qui se présente pour être opéré d'un épithélioma du pénis, et chez lequel on trouve de la glycosurie, survenant surtout à la suite d'une émotion ou d'une préoccupation quelconque. On examine plus soigneusement le malade et on trouve dans les antécédents une fièvre palustre datant de neuf ans. Le sucre disparaît par la médication antidiabétique.

Nous ferons remarquer que c'est à une médication antidiabétique, et non à une médication antipériodique que cède la glycosurie.

L'urine de la première journée, succédant à l'opération, n'avait pas de sucre. Le lendemain, fièvre, dont la sulfate de quinine a raison. De plus, le malade était arthritique.

Donc, absence de simultanéité entre le sucre et la fièvre ; arthritisme; sucre disparaissant sous l'influence du traitement antidiabétique.

OBSERVATION II. — La seconde observation porte sur un homme atteint d'un épithélioma de la langue, ayant eu des fièvres en Algérie, longtemps avant la visite de M. Verneuil; ayant, au moment de l'opération, du sucre dans les urines, sucre qui disparaît sous l'influence du sulfate de quinine.

Cet homme était grand, gros, mangeant beaucoup et buvant de même, et, au dire même de M. Verneuil, avait toutes les prédispositions à l'arthritisme.

OBSERVATION III. — Le troisième sujet de M. Verneuil est un ancien gendarme, de haute taille et muni d'un notable embonpoint. Il entre à l'hôpital pour une gangrène spontanée de la peau, en voie d'extension.

Parmi les antécédents, on trouve des excès alcooliques, pendant l'espace de dix ans, et un séjour assez prolongé dans l'Hérault.

Quoi qu'il en soit, le patient fut atteint de fièvres intermittentes caractérisées par les trois stades classiques.

Avant de l'opérer, les élèves de M. Verneuil trouvèrent, après examen, du sucre dans les urines. On administre de la glycérine; on l'opère; le sucre persiste.

Mais il n'y a ni soif, ni polyurie.

OBSERVATION IV.— Le quatrième cas a trait à un sujet de 55 ans, qui avait été atteint, à l'âge de 20 ans, de fièvres intermittentes rebelles, qui durèrent pendant cinq ans et cédèrent difficilement au sulfate de quinine, à la poudre de quinquina et à l'arsenic.

A l'âge de 40 ans, apparaissent les signes du diabète. Le reste de l'observation ne concerne pas notre sujet.

OBSERVATION V. — Il s'agit ici d'un ancien officier d'état-major, âgé de 74 ans, diabétique depuis douze ans, chez lequel le professeur de Paris trouve un impaludisme ancien, contracté par suite d'un séjour prolongé en Afrique, les fatigues exagérées et les excès de table.

Observation VI. — Cette dernière observation se rapporte à un homme atteint de fistule anale et strumeux. Avant de l'opérer, on constate chez lui de la glycosurie, sans aucun autre symptôme du diabète, et, dans les antécédents, on trouve de l'impaludisme.

Ces observations, nous avons été obligé de les prendre et de les relater brièvement, pour montrer comment M. Verneuil est arrivé à établir les rapports du diabète et de l'impaludisme.

Nous nous réservons de les critiquer, dans la discussion qui suivra nos observations personnelles et celles de notre maître et ami M. Mossé. Qu'il nous suffise de dire, maintenant, que M. Verneuil établit sa théorie des « rapports de l'impaludisme avec le diabète » sur deux éléments : *à priori*, l'action du poison tellurique sur le système nerveux et le foie ; *à posteriori*, il l'appuie sur des faits. L'illustre chirurgien reconnaît, il est vrai, que, dans la plupart de ses cas, l'impaludisme et l'apparition du diabète ont été séparés par un temps assez long ; mais, dit-il, le diabète pouvait rester inconnu et ne s'accuser par aucun symptôme, en un mot exister à l'état d'incubation.

En dernier lieu, M. Verneuil, après avoir admis que la glycosurie est parfois soumise à l'influence de l'impaludisme, reconnaît que tous les paludéens ne deviennent pas diabétiques, et il admet des prédispositions qui établiraient un rapport entre ces deux maladies et leur serviraient de trait d'union.

Tous ses malades en effet, à l'exception d'un seul, étaient robustes, actifs, gros mangeurs, et avaient le facies des gens prédisposés à l'arthritisme ; l'un d'eux était même un ancien rhumatisant. Il y aurait donc, d'après lui, une question d'idiosyncrasie qu'il s'agirait d'élucider.

Le diabète d'origine palustre, du reste, est, d'après lui, de forme bénigne.

De ce que nous venons de résumer, M. Verneuil a tiré les conclusions suivantes :

1° La malaria engendre fréquemment la glycosurie.

2º Celle-ci se présente sous deux formes : l'une contemporaine de l'accès fébrile, et comme lui passagère, fugace ; l'autre plus ou moins tardive, et en tout cas permanente.

3º La glycosurie permanente semble atteindre de préférence les paludiques vigoureux, entachés d'arthritisme.

4º La glycosurie palustre paraît être une des formes bénignes du diabète.

5º Les affections intercurrentes survenues chez les paludo-diabétiques peuvent prendre certains caractères du paludisme ou de la glycosurie, ou des deux maladies à la fois.

Les lésions traumatiques peuvent réveiller ou aggraver les deux maladies, mais de préférence les manifestations telluriques.

A cette théorie de M. Verneuil, M. Léon Colin, de l'Académie de médecine, objecta :

1º Que le diabète palustre chronique était douteux ;

2º Que le rapport du diabète et du paludisme antérieur méritait d'être révoqué en doute ;

3º Enfin il n'était pas plus crédule, touchant l'influence d'un accès d'impaludisme sur un autre accès, après un aussi long intervalle que celui qu'avait signalé M. Verneuil.

Il appuya ces trois propositions par ce fait, que, parmi des milliers d'hommes réformés tous les ans à l'armée pour impaludisme, on ne remarquait pas peut-être un seul cas de diabète palustre. A cela M. Verneuil répondit qu'on n'avait pas suffisamment examiné les urines.

Pour la deuxième et la troisième proposition, M. Verneuil cite un grand nombre de cas, d'où il résulterait, d'après lui, que les accès d'impaludisme se sont montrés sous une forme ou sous l'autre, après des accès datant de longtemps.

M. Burdel vient en aide à M. Verneuil, en complétant ses anciennes observations.

Des nouvelles il résulte que, si « la glycosurie paludique est le plus souvent éphémère dans la fièvre tellurique, à l'état aigu et suivant aussi les différents types qu'elle affecte, on peut dire, au contraire, que

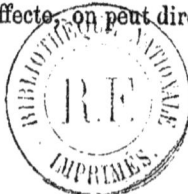

cette glycosurie s'établit continue et fixe, lorsque la fièvre est en récidive et qu'elle passe à l'état chronique. »

C'est dans ces conditions, dit-il, que j'ai rencontré la plus haute dose de sucre, et cette dose augmente à mesure que la cachexie se prononce et qu'à l'hypertrophie de la rate se joint l'hypertrophie du foie, ce qui est plus fréquent qu'on ne le pense.

M. Burdel dit avoir trouvé des eschares, des ulcères aux jambes, des plaques noires à la peau, chez les impaludés. Il attribuait d'abord ces accidents au seigle, qui agit de cette façon, et qui composait la nourriture presque exclusive des habitants de la Sologne.

Or, depuis que l'alimentation s'est améliorée dans ce pays et que le seigle en est presque entièrement banni, on constate toujours ces accidents.

M. Le Roy de Méricourt répond à M. Verneuil, et avec la compétence que lui donnent ses nombreux voyages dans plusieurs régions des plus palustres du globe, son séjour dans les hôpitaux de la marine, ses rapports constants avec les médecins de la flotte, qui ont le plus voyagé et qui ont été à même d'observer des cas d'impaludisme aussi variés que nombreux, il se met en contradiction avec le chirurgien de la Pitié.

M. Rochard prend part à la discussion, ainsi que MM. Hirsch, Lombard (de Genève), Béranger-Féraud, pour appuyer M. Leroy de Mericourt.

Le professeur de Paris cite M. Dechambre, d'après lequel les fièvres paludéennes en Vendée donnent lieu, passagèrement du moins, à des urines sucrées.

M. Verneuil dit que, si les médecins de la marine n'ont pas cité la glycosurie comme succédant au diabète, c'est tout simplement parce qu'on ne l'a pas cherchée.

En effet, dit-il, dans la marine anglaise, les relevés de vingt-quatre ans ne donnent aucun cas de diabète ; à la vingt-cinquième année, parce qu'on a cherché, on trouve quatre cas, dont deux mortels.

La statistique de Rochefort paraît même plus concluante pour lui ; il combat pas à pas toutes les observations de M. Leroy de Méricourt ;

il examine les chiffres et fait table rase de toutes ces sources d'informations, qu'il qualifie « d'imparfaites et de trompeuses. »

Il n'admet comme bonnes et précises, que les observations faites par le docteur Grall, médecin de première classe qui a observé au Maroni ; seulement il fait des réserves et demande quelles étaient les conditions de ses malades et la manière dont il a expérimenté.

Il ne fera pas la même observation pour M. Sorel, médecin-major de 1re classe à Sétif (Algérie).

Ce praticien distingué a eu à sa disposition des cas nombreux et variés, et ses procédés d'analyse sont au-dessus de tout reproche. Or, sur plus de 60 examens, il trouve 6 cas seulement où il y a réduction, bien faible il est vrai, de la liqueur de Fehling. Dans 3 cas, cette réduction résulterait incontestablement de la présence de la glycose dans l'urine. Cependant, dit Sorel, de ces faits d'une réduction accidentelle et quasi-microscopique, il n'est pas permis de conclure à la réalité d'une glycosurie paludique. Quant au mode préparatoire de M. Sorel, c'est le suivant :

Verser, dans un tube à expériences, une petite quantité de liqueur bleue, qu'on chauffe à la flamme d'une lampe à alcool jusqu'à ébullition, et laisser reposer pendant vingt-quatre heures, à côté d'un tube contenant un mélange à froid de liqueur cupro-potassique et d'urine.

M. le docteur Mossé emploie, en outre, un troisième tube étalon, contenant un mélange de la liqueur et d'eau distillée.

Il laisse reposer le tout pendant vingt-quatre heures.

Le procédé que nous avons employé est le même. Nous nous sommes mis en garde contre toutes les causes d'erreur signalées par M. Engel dans sa *Chimie médicale*, et nous avons suivi les préceptes qu'il donne pour les éviter.

Nous allons exposer nos observations, et nous commencerons par celles de M. Mossé.

OBSERVATIONS

Observation Iʳᵉ

16, St-Lazare

Ancien paludéen. — Accès

M. Henri, âgé de vingt-sept ans, journalier, entre à l'hôpital pour un tabès. Il prétend n'avoir jamais été malade. Il est originaire du Nord et d'un pays où il n'y a pas de fièvre. En 1873, il fut en garnison au camp d'Avor, qu'il quitta pour aller à Bône. Ici il séjourne pendant six mois sans que rien se manifeste. Un jour, le malade s'aperçoit qu'il était jaune et mal à l'aise. Quelques jours après, entrée à l'infirmerie, où il fut atteint d'un accès de fièvre. On l'envoya alors à l'hôpital, où il passa douze jours, pendant lesquels il fut soumis au traitement spécifique par le sulfate de quinine. Il sortit de l'hôpital et reprit son service; mais, peu de temps après, la fièvre le reprit et le força à y revenir; il y passa cette fois huit jours. Comme il était musicien, il gardait la chambre ou l'infirmerie. Ces accès étaient tout à fait caractéristiques; ils le prenaient par un frisson violent. Un malaise général et une agitation terrible s'emparaient du malade, et la prostration arrivait. Quelques moments après, une sueur profonde inondait le malade. Ces accès furent traités par de la quinine; mais les doses administrées étaient trop faibles (1 gramme), et la fièvre ne tardait pas à revenir. Le malade raconte qu'après ce traitement, les accès étaient devenus tout à fait irréguliers, et il lui arrivait souvent d'en avoir deux dans une semaine; puis il passait quinze jours, un mois, sans en avoir du tout. Depuis cette époque, il remarque que ces accès le prenaient surtout du mois d'août au mois de mars, et que les autres mois il en était tout à fait à l'abri.

En 1880, le 2 mars, un jour que le malade se trouvait faible, abattu, et ne « savait absolument où se mettre », il alla uriner. Là, il tomba, sans pouvoir se relever. Depuis cette époque, il resta paralysé. Ne voyant pas d'amélioration, il se décida à entrer à l'hôpital de Montpellier.

Au mois de décembre, il y fut pris d'un accès très-fort ; un autre ne tarda pas à survenir quelques semaines après pendant la nuit ; huit jours après, cet accès se renouvelle. C'est alors que M. Combal décida de traiter ces accès par de l'huile phosphorée. Cette médication fut ensuite suspendue, après avoir produit l'effet désiré.

Les urines, qui étaient examinées d'une façon très-régulière, donnèrent les résultats suivants :

Les urines, normales, alcalines, sont devenues à plusieurs reprises *acides*. En même temps la quantité d'urée a presque doublé. Cela a été très-sensible, surtout vers la fin janvier, où il y eut un fort accès. Malheureusement les urines ne furent pas examinées ce jour-là au point de vue du sucre. Mais les urines examinées le 30, et qui dataient du 29, étaient très-acides, et donnèrent, au point de vue du sucre, des résultats négatifs.

Observation II

St-P..., âgé de vingt-quatre ans, entre à l'hôpital et est couché au n° 15, salle Saint-Gabriel, service de M. Castex.

Né à Montagnac, il prétend n'avoir jamais eu de fièvre avant d'aller en Tunisie. Soldat au 59e régiment, en garnison à Toulouse, il partit pour l'Afrique le 1er octobre 1880. Arrivé à la Calle, où il reste pendant cinq mois, il prend la fièvre en juillet 1881. A Oran, il retombe malade, et la fièvre revient tous les deux jours, de dix heures à midi. Arrivé à l'hôpital de la Calle le 25 juillet, on commence par lui administrer un purgatif.

Quelques jours après, on le soumet au traitement du sulfate de quinine ; mais les fièvres se montrent rebelles à ce traitement, et reviennent

4

tous les deux ou trois jours. Envoyé en France pour les mois d'août et de septembre, il reste quinze jours sans avoir la fièvre. Chez lui, on lui fait subir un traitement prophylactique, néanmoins les accès retardent seulement de quelques heures. Le 3 février, on le trouve trop faible et on l'envoie à l'hôpital, où l'on peut constater une fièvre tierce et une cachexie palustre. Le malade présente un état d'anémie et d'affaiblissement très-accentué. Les organes intimement liés à cet état offraient des phénomènes qui caractérisent et spécifient en général l'affection palustre : un souffle intense à la base du cœur et dans les vaisseaux du cou, une augmentation considérable de la rate (12 centim. en longueur et 8 en largeur), un développement et une augmentation du foie, tout confirmait le diagnostic porté. Quant aux analyses faites sur les substances contenues dans les urines, elles n'ont jamais permis de constater la présence du sucre.

Quelques jours après, la fièvre disparaît et l'on cesse l'administration du sulfate de quinine. Le malade, complétement guéri, sort de l'hôpital.

Observation III
14, salle St-Barthélemy, service de M. CASTEX.

G., soldat au 2me génie, âgé de vingt-cinq ans, entré à l'hôpital St-Eloi le 29 décembre, habitait Perpignan avant de venir à Montpellier. Le malade affirme qu'avant d'être soldat il n'avait jamais eu de fièvres : les premières se sont fait sentir, pour la première fois, le 25 octobre 1881, et il est aussitôt entré à l'infirmerie du régiment. D'après le malade, la fièvre revenait tous les jours, de midi à quatre heures. L'accès commençait par une sensation de froid et se terminait par une sueur abondante. Puis vient une période de huit jours, du 29 novembre au 7 décembre, caractérisée par une absence complète de fièvre. Le 8 décembre, les accès reparaissent très-violents; on l'envoie à l'infirmerie, et de là à l'hôpital. Le malade présente alors un état de cachexie paludéenne compliquée d'une anémie très-considérable, d'une bronchite et d'un emphysème. La fièvre intermittente tierce diminue et disparaît même sous l'influence du sulfate de quinine.

Température

Matin	Soir
1. 37°5	38°6
2. 36°8	37°7
3. 37°	37°6
4. 36°7	37°6
5. 37°3	37°7

A cause de son état, il est réformé n° 2 et sort le 8 février. Jamais de sucre dans l'urine. Voici, du reste, les résultats de l'analyse des urines :

Volume, 550 grammes.
Aspect jaune paille, odeur forte.
Densité, 1010.
Réaction, très-légère, acide.
Urée, 6,77.
Albumine, 0.
Glycose, néant.
Sédiments, légère teinte grisâtre du dépôt.

Observation IV

8, Saint-Lazare. — D. Benjamin. — Service de M. COMBAL

D. Benjamin est entré le 21 janvier 1832 et est couché au n° 8. En 1870, il part pour l'Afrique. Un mois après son arrivée à Constantine, il est pris de fièvres intermittentes, qui l'obligent bientôt à quitter tout travail et à entrer à l'hôpital, où il fait un premier séjour de deux mois et demi, pendant lequel on le traite par la quinine. Après sa sortie de l'hôpital, il est repris par les fièvres et est obligé d'y rentrer. Des rechutes analogues à celle-ci se produisent plusieurs fois. Le malade raconte qu'il a gardé les fièvres environ dix-sept à dix-huit mois. La fièvre, d'abord tierce, devient par la suite moins réglée : elle apparaissait tantôt toutes les semaines, tantôt tous les mois, et le malade eut ainsi à souffrir pendant trois ou quatre ans. De temps à autre, de petits accès, que le malade appelait des *secousses*, venaient le surprendre au milieu de son travail ; mais ils étaient si peu intenses que le malade, habitué à leur reproduction, continuait à travailler et prenait lui-même ses 50 centigrammes de quinine. Pendant les cinq ans qui suivirent ces petits accès, le malade ne ressentit absolument rien. Un jour, se trouvant en route, il se sentit pris brusquement de frissons, qui le forcèrent d'entrer à l'hôpital. L'état présent permet de constater une face vultueuse et un état qui fait songer à la possibilité d'une fièvre continue ; mais un examen approfondi du malade révèle un état d'hypertrophie de la rate et du foie, qui font diagnostiquer une fièvre palustre.

M. Combal, qui a fait de ce cas le sujet d'une de ses cliniques, a fortement insisté sur les apparences que peuvent simuler certaines fièvres palustres. Selon ce savant maître, ce n'est que par un examen consciencieux de tous les organes et des antécédents, qu'il est possible d'arriver à diagnostiquer une affection quelconque.

On n'a jamais pu constater dans les urines la présence du sucre.

Observation V

Salle Saint-Barthélemy. — Février 1881. — Service de M. Castex

M..., soldat au 2e génie, entre le 9 février à l'hôpital St-Éloi. Avant d'être sous les drapeaux, il se trouvait à Rochefort, où il était employé dans un bureau ; c'est dans cette ville qu'il eut pour la première fois les fièvres intermittentes à type quotidien, double et tierce, en 1879. La fièvre revenait tous les jours ou tous les deux jours ainsi pendant trois mois. Soldat en 1880, les fièvres reparaissent de nouveau le 1er février 1882, et le forcent à entrer à l'hôpital huit jours après. Ici on constate une fièvre continue avec des températures qui oscillent de 37°4 à 39°5 ; le premier jour, elles semblent bien indiquer le type tierce.

Température

	Matin	Soir
10.......	37°9	39°5
11.......	37°5	37°
12.......	37°4	39°1
13.......	38°	36°5

On commence alors à administrer au malade du sulfate de quinine; et, à partir de ce moment, on voit que la température oscille du matin au soir entre 37° et 37°5, 38°2 et 38°3, sans régularité.

Tous les phénomènes que présentait le malade au moment de son entrée à l'hôpital, comme les fortes céphalalgies, la chaleur et la sueur abondante, ont disparu et cédé ainsi à l'influence du traitement antipériodique. Le malade déclare ressentir encore un peu de faiblesse, une sensation de froid dans les jambes et les reins, sensations qui lui reviennent de temps en temps. Une analyse des urines, faite avec beaucoup de soin, n'a nullement permis d'y constater la présence du sucre.

Analyse des urines :

Volume, 1200. Densité, 1009.
Aspect transparent. Réaction acide.
Couleur jaune pâle. Urée, 6,96.
Sucre : néant.

Observation VI

(Service de M. Combal)

Fièvres intermittentes à type quarte

E. R..., âgé de vingt–deux ans, cultivateur, est né à Florensac. Depuis dix mois il travaillait aux jardins situés sur la route de Palavas, dont les environs sont remplis d'étangs et de marais.

Entré à l'hôpital, où il occupe le n° 19 de la salle St-Lazare, le 5 décembre, pour des accès de fièvre, il raconte que, de temps en temps, il ressent des frisons d'une durée relativement courte. Ces frissons et ces tremblements sont suivis de sueurs très-abondantes. Tout l'accès évoluerait, selon le malade, dans l'espace d'une heure.

En même temps que le malade constate ces accès, on peut constater une légère tuméfaction de la gorge et quelques autres phénomènes aigus, comme la toux, une légère extinction de voix; la rate ainsi que le foie sont légèrement hypertrophiés.

Quant à l'état général, il était satisfaisant, et le malade offrait une complexion assez robuste. Il est sorti de l'hôpital, après n'avoir plus ressenti d'accès pendant quelque temps. Les urines, examinées pendant plusieurs jours sous le rapport du sucre, ont donné les résultats suivants·

Volume, 1200 gr. Réaction neutre.
Aspect trouble. Glycose, 0.
Couleur jaune opaline. .
Sucre, néant.

Observation VII

(Service de M. Combal)

Fièvre intermittente à type quotidien, 2° atteinte. — Accès antérieurs

C. (Italien), journalier, né à Rocco-d'Evendro, a déjà eu en 1880 (il y a 18 mois) des accès de fièvre intermittente, qu'il a gardés pendant trois mois. Entré à l'hôpital St-Eloi, où il occupait le lit n° 19 de la salle St-Vincent de Paul, il a, depuis quatre ou cinq jours, des accès de fièvre quotidienne. Les accès disparaissent par le sulfate de quinine, continué pendant quelques jours.

La rate ni le foie ne sont hypertrophiés d'une manière sensible. Malade sec, à tempérament lymphatico-nerveux.

Les urines ont été examinées au point de vue du sucre, et les résultats ont été négatifs.

Observation VIII
Salle St-Lazare, n° 17 (service de M. COMBAL)
Malaria ancienne

Le malade que nous observons a eu pendant longtemps la fièvre en Afrique ; il souffre maintenant depuis deux ou trois ans d'une affection vésicale. Il passe de chirurgie en médecine, à cause du retour de nouveaux accès fébriles; il porte plusieurs fistules urinaires, mais urine encore par la verge.

Urines recueillies continuellement; résultats négatifs au point de vue du sucre.

Le malade est mort subitement, nous a-t-on dit, dans la salle ; étant absent au moment de l'autopsie, faite par M. Beaumel, nous n'avons pu recueillir d'autres notes.

Observation IX
Salle St-Lazare, n° 32 (service de M. PÉCHOLIER)

Accès francs de paludisme, première atteinte. Rechute à l'hôpital.

Un pêcheur corse, habitant depuis quelque temps Palavas, y prend des fièvres à type quotidien. Il n'a pas eu de maladie antérieure ; ni le foie ni la rate ne sont tuméfiés. Aspect extérieur satisfaisant. Les accès cèdent rapidement au sulfate de quinine. Les résultats au point de vue du sucre sont négatifs.

Il allait sortir, lorsqu'il a une rechute. L'examen des urines **donne** de nouveau un résultat négatif au point de vue du sucre.

Observation X

B. H., vingt-quatre ans, soldat au 122e de ligne, entre le 2 juillet à l'hôpital et est couché au n° 30 de la salle St-Charles.

Il est originaire de l'Ardèche et n'avait jamais fait de maladie jusqu'au mois de juillet 1881. A cette époque, étant en expédition en Tunisie, il eut des accès de fièvre intermittente à type quotidien.

Ces accès se sont atténués d'abord et ont radicalement disparu après vingt-deux jours, grâce à l'entrée du sujet à l'ambulance.

Envoyé en convalescence de trois mois, il a eu, quinze jours après son arrivée chez lui, des accès de fièvre intermittente qui ont duré huit jours. Ces accès ont disparu sous l'influence du sulfate de quinine.

Rentré au régiment, il a eu de temps en temps quelques accès peu violents, dont le sulfate de quinine avait toujours facilement raison.

Le 1er juillet, l'accès, qui était généralement léger, s'est présenté sous une forme violente, qui a obligé le malade à entrer à l'hôpital.

Une médication de huit jours par le sulfate de quinine, et continuée par le vin de quinquina, a tenu les accès éloignés.

Les résultats cherchés, au point de vue du sucre, dans les urines, ont été négatifs.

Observation XI

D..., âgé de cinquante-cinq ans, marin, entre à l'hôpital le 27 juillet et est couché au n° 25, salle St-Lazare. Il vient presque directement de l'Hôtel-Dieu de Marseille, où il a passé quinze jours. Les renseignements qu'il nous donne sont très-précis et révèlent un homme intelligent.

A subi les atteintes de la fièvre intermittente, pour la première fois en 1856, à son retour de l'expédition de Crimée : durée, un mois environ. En 1860, il va au Sénégal et est de nouveau visité par la fièvre. Seulement, les accès de 1860 n'ont que deux stades, tandis que ceux de 1856 sont caractérisés par les trois stades classiques. La fièvre disparaît au bout de deux mois.

Depuis, dans ses diverses pérégrinations, il a subi de temps en temps les atteintes du poison palustre.

A son entrée à l'hôpital, il a le teint jaune terreux ; la rate et le foie sont très-volumineux ; les forces sont affaiblies ; néanmoins, pas de souffle. Urine alcaline, absence complète de sucre.

Observation XII

D..., domestique, âgé de trente-trois ans, a été atteint de fièvres intermittentes, pour la première fois, en 1872, en Afrique, où il se trouvait comme militaire. Ces fièvres ont duré depuis cette époque jusqu'à l'époque actuelle, disparaissant et revenant presque aussitôt. En Algérie, on lui administrait du sulfate de quinine jusqu'à 2 gr. par jour ; voyant qu'on n'obtenait aucun résultat par le traitement au quinquina, on y adjoignit le traitement par l'arsenic.

Le malade prenait jusqu'à 0 gr. 005 d'arsenic et 2 gr. de sulfate de quinine par jour. Les accès palustres n'ont disparu que passagèrement.

Depuis trois mois il est rentré en France, et aucune amélioration ne s'est produite; le malade trouve même que le climat de Montpellier lui est défavorable et exprime l'intention de repartir sous peu pour l'Algérie.

Le 26, il entre à l'hôpital St-Eloi, dans le service de M. Combal; il est couché au n° 2 de la salle St-Lazare. Sa figure porte le masque de la cachexie palustre: figure d'un jaune terreux, yeux cernés, amaigrissement considérable. On examine le foie et la rate, qui sont très-volumineux. Le patient éprouve de la fatigue au moindre effort; il a des céphalalgies fréquentes.

5

Le 26, accès de fièvre.

Le 27, potion antipériodique.

Les urines, du volume de 1550 gr., sont d'un rouge foncé. Réaction acide; urée, 9,50.

Nous recherchons le sucre par la liqueur cupro-potassique. Après avoir mélangé les deux liquides, selon les règles que nous avons toujours suivies, nous les laissons reposer.

Le lendemain, dépôt rouge semblable à de l'oxyde cuivreux, de la grosseur d'une tête d'épingle. Nous voulons nous assurer que cette coloration est bien due au sucre et non à la matière colorante de l'urine; traitée par le sous-acétate de plomb et soumise à la filtration, celle-ci ne donne plus de dépôt.

Depuis le premier examen jusqu'à ce jour, les résultats ont été négatifs au point de vue du sucre.

Observation XIII

C. L., âgé de dix-neuf ans, est couché au n° 19 de la salle St-Lazare.

Il est entré le 31 juillet, pour une diarrhée. A la visite du 1er août, M. Combal soupçonne derrière ce flux intestinal le poison palustre Le patient habite, en effet, un pays fréquemment visité par les fièvres intermittentes, et la rate est volumineuse.

Le malade n'a jamais eu cependant d'accès paludéens.

Quoi qu'il en soit, M. Combal recommande une surveillance active; il s'attend à voir éclater d'un moment à l'autre la manifestation fébrile.

En effet, à la contre-visite de 3 heures, M. Beaumel, chef de clinique, trouve le malade dans une agitation extrême.

La température est à 41°. Le pouls est nul; le délire violent.

Ainsi que l'avait annoncé M. Combal, le poison palustre a fait son apparition, et il l'a faite sous la forme la plus terrible : la forme pernicieuse.

On fait immédiatement une injection de sulfate de quinine, et le soir on administre la potion antipériodique.

A la visite du matin, le malade est sensiblement amélioré; il ne lui reste qu'un peu de courbature.

L'examen des urines donne un chiffre d'urée très-élevé ; mais, quant au sucre, on n'en trouve aucune trace.

DISCUSSION

Nous venons d'apporter treize observations ; neuf nous ont été fournies par M. Mossé, quatre sont personnelles. Nous aurions pu en publier cinquante, si nous n'avions craint de faire une énumération fastidieuse.

M. le docteur Mossé, du reste, se promet de les publier en temps et lieu.

Celles que nous venons vous présenter nous semblent assez concluantes, car dans aucun cas nous n'avons trouvé de glycosurie.

Nos résultats sont donc confirmatifs des recherches de Gigon et Sorel; par suite, ils sont en opposition avec les résultats obtenus par MM. Burdel et Verneuil.

Nous devons chercher maintenant si cette opposition est réelle ou apparente, et, au cas où elle serait réelle, quelle en est la cause.

Ainsi que M. Leroy de Méricourt l'a fait remarquer, dans la discussion qui a suivi la communication de M. Verneuil, il faut distinguer la glycosurie plus ou moins passagère du véritable diabète : l'une est un symptôme qui peut se développper sous l'influence des causes les plus diverses, l'autre est une véritable maladie.

Nous acceptons parfaitement cette distinction, et c'est la division que nous allons adopter dans la discussion qui va suivre :

1° GLYCOSURIE PASSAGÈRE

C'est surtout Burdel qui l'a étudiée dans l'impaludisme, soit qu'elle se montrât dès les premières atteintes de la fièvre intermittente, soit qu'elle apparût à l'occasion de nouveaux accès chez de vieux paludéens.

Rappelons ses conclusions. Voici d'abord celles qui terminaient son Mémoire de 1859 :

1° Il existe dans les fièvres paludéennes un véritable diabète ou glycosurie.

2° Cette glycosurie n'est qu'éphémère, c'est-à-dire qu'étant l'expression des troubles survenus dans l'organisme, elle apparaît avec la fièvre, persiste autant qu'elle et disparaît avec elle.

3° La glycosurie de la fièvre paludéenne révèle bien le trouble spécial et profond qui frappe l'équilibre existant entre le système cérébrospinal et le système sympathique.

4° Cette explication, donnée par Cl. Bernard, se trouve confirmée par les faits.

5° Plus l'accès est violent, plus les frissons sont intenses, plus aussi la quantité de sucre est considérable.

6° Plus, au contraire, les accès ont été nombreux, plus les accès ont perdu de leur force, plus en un mot la cachexie s'établit, moins la quantité de sucre est élevée.

En 1882, il a modifié ces conclusions de la manière suivante :

1° La glycosurie éphémère, d'origine tellurique, s'observe assez fréquemment, mais dans les conditions pour ainsi dire spéciales que j'ai indiquées, et dont j'ai pu me rendre compte en étudiant de nouveau et plus attentivement cette question.

2° Cette glycosurie tellurique transitoire, fugace, est presque toujours l'expression de la perturbation subie par les plexus nerveux et les *vasa vasorum*, présidant à la fonction glycogénique, et elle apparaît au même titre que les autres troubles suscités par la même cause, troubles qui ont pour siège les reins, la rate, etc., et d'où relèvent la polyurie, l'albuminurie, les vomissements, la toux, etc.

3° Ce qui m'a le plus frappé, c'est que, plus le tellurisme est abandonné à lui-même, sans traitement rationnel et surtout dans des *conditions sociales voisines de la misère*, plus la glycosurie s'accentue et tend à devenir persistante, plus les sujets sont jeunes et dans ces conditions spéciales, plus on a chance de la rencontrer.

L'auteur maintient donc ses affirmations premières, en y ajoutant seulement quelques restrictions, dont nous tirerons plus loin toute l'importance.

En présence des faits contradictoires observés par Gigon, Sorel et par nous, la première idée qui vient à l'esprit, c'est de se demander s'il n'y a pas eu erreur, dans la recherche chimique du sucre. Dans cette recherche, on se sert généralement de la liqueur cupro-potassique ou de Fehling ; or cette liqueur peut être réduite par d'autres substances contenues dans l'urine que par le glucose, par exemple par l'acide urique et les matières extractives ; dans d'autres circonstances, ainsi que l'ont observé MM. Mossé et Hamelin, qui était avant lui chef de laboratoire de la clinique médicale, à chaud la liqueur de Fehling paraît indiquer du glucose ; mais, si on laisse refroidir, on voit qu'il n'en existe pas.

Nous n'indiquons cette cause d'erreur que pour mémoire ; car, M. Burdel ayant employé, outre la liqueur de Fehling, divers autres réactifs (potasse caustique, sous-nitrate de bismuth, levûre de bière, etc.), qui lui ont toujours donné les mêmes résultats, et cela dans de nombreuses circonstances, nous ne mettons pas un seul instant en doute l'existence du glucose chez ses malades.

Il faut donc chercher ailleurs les causes de cette glycosurie. Nous croyons qu'elles se rencontrent dans les conditions spéciales où Burdel a observé.

En effet, ce médecin distingué exerce en pleine Sologne, dans un pays pauvre et marécageux, au milieu d'une population misérable, souvent cachectique de père en fils, chez laquelle l'usage de la viande est inconnu, où la nourriture est constituée à peu près exclusivement par du pain de seigle, des pommes de terre et de l'eau pour boisson.

Dickens avait du reste déjà noté, pour l'Angleterre, que le diabète est plus fréquent dans les districts agricoles que dans les districts manufacturiers.

Si, maintenant, nous recherchons l'âge et le sexe des malades atteints, nous voyons qu'ils sont loin de correspondre à ceux qui s'observent dans le diabète ordinaire, car cette glycosurie éphémère a surtout été rencontrée chez les enfants et les femmes. Ainsi, la première fois que Burdel l'a observée, c'était chez un enfant atteint de convulsions d'origine paludéenne ; la première observation de son mémoire de 1882 est encore un enfant atteint de cachexie palustre et en proie à des accès de fièvre répétés.

Dans ces cas-là, la glycosurie doit reconnaître des causes particulières ; nous croyons qu'elles se trouvent, en effet, dans une alimentation exclusivement végétale, par suite insuffisante, et dans l'existence, chez la plupart des sujets observés par Burdel, de conditions sociales voisines de la misère.

Grâce aux travaux et aux théories des professeurs Bouchardat et Cantani, on connaît bien aujourd'hui le rôle considérable que joue l'alimentation dans la production du diabète. Cl. Bernard, Bouchardat et Sandras, ont montré qu'en nourrissant des chiens avec du sucre, on produisait chez eux une glycosurie passagère, mais très-réelle. Chez l'homme, les mêmes phénomènes se produisent, alors même qu'au lieu de matières sucrées, on emploie uniquement des matières très-riches en amidon, comme la mie de pain, la pomme de terre, le riz, etc.

En outre, M. Lecorché accorde aux féculents en général une influence excitante spéciale sur les cellules hépatiques ; et c'est ainsi que s'expliquerait la prolongation de leur action glycogénétique, alors qu'on en a cessé l'usage.

De même Christie (cité par Cyr) semble attribuer la fréquence du diabète, à Ceylan, à l'abus que font les indigènes du sucre de palmier ; il fait remarquer que, si cette maladie est plus rare au Bengale, c'est que la religion de Bouddha, pratiquée dans ce pays, est plus tolérante, à l'endroit des aliments tirés du règne animal, que celle de Brahma, suivie à Ceylan. Le même auteur n'a jamais constaté cette maladie chez les soldats anglais résidant dans ces colonies, ce qui semble bien indiquer l'influence du genre de nourriture.

Reste à se demander si ce n'est pas en tant que nourriture insuffisante qu'agit l'alimentation sucrée et féculente ; car on sait que les aliments azotés sont indispensables pour l'entretien de l'organisme.

Etudions maintenant le rôle de cette nourriture insuffisante.

Les faits de glycosurie et même de diabète par alimentation insuffisante, quoique moins faciles à comprendre que ceux par alimentation surabondante, ont cependant une existence incontestable. Durand-Fardel, Marchal (de Calvi), le docteur Girard (de Marseille), en ont cité des exemples des plus probants.

M. Parrot, dans ses études sur l'athrepsie, a noté, dans un certain nombre de cas de cette affection, une glycosurie qui ne paraissait pas avoir d'autre origine que l'insuffisance de la nourriture.

Nous pensons précisément que c'est cette alimentation insuffisante, due à la privation d'une quantité nécessaire de matériaux albuminoïdes, qui doit être considérée comme la cause principale de la glycosurie, chez les malades de M. Burdel.

Peut-être n'est-elle pas toujours suffisante à produire à elle seule la glycosurie; mais elle met, à ce point de vue, l'organisme dans un état d'imminence morbide telle, que la moindre excitation déterminerait la production d'un diabète passager.

C'est ainsi qu'agiraient les accès de fièvre paludéenne, dont l'action se fait sentir sur les organes qui ont le plus d'influence dans la production de la glycosurie, sur les centres nerveux (bulbe) et sur le foie.

Le rôle prédisposant de l'alimentation insuffisante dans la production du diabète paludéen expliquerait les résultats négatifs observés à ce point de vue par MM. Gigon et Sorel, chez les militaires qui ont à leur disposition une ration de viande suffisante.

Quant à nous, nos observations ont été prises à la fois sur des militaires et sur des paysans des environs de Montpellier. Le résultat, même pour ceux-ci, a été toujours négatif; en effet, malgré les désastres produits par le phylloxera, les paysans de l'Hérault se nourrissent beaucoup mieux que ceux de la Sologne, et font un usage habituel, sinon journalier, de la viande.

Ainsi donc, les observations de glycosurie éphémère prises par M. Burdel, à la suite des accès de fièvre palustre, paraissent devoir s'expliquer par deux facteurs: le premier et le plus important, qui joue le rôle de cause prédisposante, est l'alimentation insuffisante;

le second, qui ne joue que le rôle de cause occasionnelle, est l'accès de fièvre.

2° Glycosurie permanente, ou diabète

Si c'est le docteur Burdel qui a surtout bien étudié la glycosurie passagère d'origine paludéenne, c'est au professeur Verneuil que revient l'honneur d'avoir, dans sa communication du 29 novembre dernier, attiré l'attention sur les rapports du diabète et de l'impadulisme. Voici comment il s'exprime à ce sujet :

« A mes yeux et pour tout esprit non prévenu, je crois que l'influence pathogénique de la malaria sur le diabète ne saurait être contestée. *A priori*, cette influence est très-acceptable, étant connu l'action manifeste du poison tellurique sur le système nerveux et le foie, c'est-à-dire sur les deux facteurs essentiels de la glycosurie. *A posteriori*, je vois clairement la succession des faits. Au début de la maladie, dans les premiers accès de fièvre, il y a congestion des centres nerveux et du foie : d'où la glycosurie passagère et fugace de M. Burdel. Lorsque la fièvre se prolonge et se perpétue, la congestion des organes glycogènes, à force de se répéter, laisse des altérations permanentes qui ont pour résultat le diabète continu. Il se passerait là ce qu'on a déjà observé pour l'albuminurie paludéenne, d'abord légère et contemporaine des paroxysmes, puis aboutissant, en fin de compte, à une véritable maladie de Bright.»

Il termine sa communication par les conclusions suivantes :

« 1° La malaria engendre fréquemment la glycosurie.

» 2° Celle-ci se présente sous deux formes : l'une contemporaine de l'accès fébrile, et, comme lui, passagère, fugace ; l'autre, plus ou moins tardive, indépendante des paroxysmes fébriles et, en tout cas, permanente.

» La seconde forme est vraisemblablement la suite de la première ; mais l'époque de la substitution est tout à fait inconnue.

» 3° La glycosurie permanente semble atteindre de préférence des paludiques vigoureux entachés d'arthritisme.

» 4° La glycosurie palustre paraît être une des formes bénignes du diabète.

» 5° Les affections intermittentes survenues chez les paludo–diabétiques peuvent prendre certains caractères de paludisme ou de glycosurie, ou des deux maladies à la fois. »

Pour établir l'existence du diabète d'origine palustre, M. Verneuil s'est appuyé sur cinq cas empruntés au professeur Seegen, de Vienne (1), et sur six observations personnelles.

Nous allons faire rapidement l'analyse et la critique de ces différents cas.

Commençons d'abord par ceux qui sont empruntés à Seegen.

Dans le premier cas, il s'agit d'un homme de 36 ans, fabricant de sucre, qui avait eu la fièvre intermittente assez longtemps auparavant. Le sujet était d'abord prédisposé à la glycosurie par son état (fabricant de sucre) ; de plus, le diabète se produit à la suite de grands chagrins de famille, et, comme l'a fait remarquer Leroy de Méricourt, les peines morales jouent un grand rôle dans la production du diabète. Par suite, l'action glycogénétique de la fièvre intermittente ne paraît pas devoir être mise en cause.

Dans le second cas, il s'agit d'une dame diabétique au plus haut point, et qui avait eu des fièvres intermittentes douze ans auparavant. Après un si long sommeil du paludisme, nous ne voyons pas trop la relation qui peut le rattacher au diabète.

Dans le troisième cas, le sujet avait eu des fièvres intermittentes quatre ans avant l'apparition du diabète ; mais il n'est pas sûr qu'il n'ait pas eu d'autre affection.

Le quatrième cas n'est guère plus démonstratif : il s'agit d'un Hongrois de cinquante-huit ans, qui, plusieurs années après avoir souffert de fièvres intermittentes, fut pris de diabète en même temps qu'apparurent les symptômes d'une altération du cerveau.

Enfin le dernier cas est considéré par M. Verneuil comme un des plus probants en faveur de la thèse qu'il soutient : les relations entre

(1) Seegen, des Diabètes mellitus, 2e édition, 1875.

6

la fièvre et la glycosurie y sont, dit-il, très-intimes, et le rapport de causalité indéniable. Il s'agit d'un sujet de quarante-six ans, très-certainement arthritique (il a eu des accès d'asthme consécutifs à une congestion hémorrhoïdale), qui fut atteint d'une grippe compliquée de fièvre intermittente tierce ; à la suite des accès fébriles, on observa une glycosurie passagère, qui ne se montrait que le lendemain de l'accès. D'abord, comme le dit Leroy de Méricourt, on pourrait soutenir que ce malade n'a été atteint que de glycosurie transitoire, à l'occasion d'une fièvre catarrhale avec retour périodique. Mais, même en admettant qu'il était en proie à de véritables accès intermittents, c'est un cas de glycosurie passagère analogue à ceux de Burdel ; mais ici la cause prédisposante se trouvait constituée par l'arthritisme.

Passons maintenant aux observations de M. Verneuil. Nous ferons d'abord remarquer que ses six malades avaient des antécédents qui les prédisposaient au diabète. Voici, du reste, ce que dit à ce sujet M. Verneuil lui-même : « De mes six malades, cinq étaient de haute stature et de robuste constitution, actifs, vigoureux, bien portants ; ils semblaient jouir de tous les attributs de la santé ; tous avaient l'encolure des sujets disposés aux diverses manifestations de l'arthritisme : rhumatisme, goutte, gravelle, néoplasme et diabète lui-même.

» Un seul faisait exception. Sans être malingre ni chétif, il n'avait pas la stature athlétique ; il était même entaché de scrofule, ayant, sous ce rapport, hérité sans doute de sa mère, morte phthisique. »

Si maintenant nous examinons quel rôle a pu jouer chez eux l'impaludisme dans la production du diabète, nous trouvons que :

1° Le prémier malade avait eu antérieurement des fièvres intermittentes qui n'avaient plus reparu depuis neuf ans. Il se présenta pour être opéré d'un épithélioma du pénis ; mais, avant de l'opérer, on jugea bon de traiter son diabète. Pour cela, on employa la glycérine et un régime approprié, et, au bout de quinze jours, le sucre disparut des urines, sans que rien eût été fait contre la cause soupçonnée (impaludisme). Le malade opéré, il se produisit un accès de fièvre, mais qu'on peut très-bien rapporter au traumatisme opératoire.

2° Le second malade avait habité l'Algérie, mais il n'avait jamais eu de fièvre intermittente franche ; seulement, plusieurs de ses maladies avaient dû être traitées par la quinine. La quantité de sucre contenue dans ses urines est peu abondante ; il y a surtout de l'azoturie et de la phosphaturie. Le sujet voulant être débarrassé d'un épithélioma de la langue, on s'attaque d'abord au diabète, qui cède rapidement à des moyens uniquement employés contre lui (glycérine, régime). L'opération est faite et les suites en sont régulières.

3° Le troisième malade est atteint d'une eschare au talon, que l'on reconnaît être d'oringé diabétique. Durant l'été de 1879, il aurait fait un séjour trop prolongé dans l'Hérault, mais sans contracter de fièvre ; cependant l'année d'après, à pareille époque, il avait eu des accès de fièvre à type tierce, nettement caractérisés, ayant présenté plusieurs rechutes.

Notons, en passant, qu'il était alcoolique et que l'origine palustre de la fièvre n'est pas démontrée, l'auteur n'ayant pas indiqué dans quelle localité de l'Hérault le malade avait séjourné, et ce département contenant des endroits parfaitement salubres. Ce qui semblerait prouver l'existence d'un diabète simple, c'est que tout céda (grangrène et glycosurie) à l'usage du traitement exclusivement antidiabétique.

4° Le quatrième malade présente les premiers signes de son diabète quinze ans après que les accidents paludéens dont il avait été atteint eurent disparu. Plus tard, le diabète se complique d'un rétrécissement de l'œsophage auquel le malade succombe.

5° Le dernier malade est un jeune homme de vingt-huit ans, atteint d'une fistule anale. On reconnut à l'examen qu'il était glycosurique, et, en interrogeant les antécédents, qu'outre des accidents scrofuleux, il avait été atteint trois ans auparavant de fièvres intermittentes qui avaient persisté cinq mois et n'avaient cédé qu'à l'usage prolongé du sulfate de quinine.

Nous voyons, par l'analyse que nous venons de faire, que les six observations de M. Verneuil, en admettant que toutes soient des exemples de diabète vrai, ce qui est mis en doute par Leroy de Méricourt, sont loin d'être démonstratives au point de vue de l'étiologie paludique du diabète.